DES

BAINS DE MER

SUR LES

PLAGES DU NORD

CONSEILS AUX BAIGNEURS

PAR

LE Dr LEMARCHAND

Médecin-directeur
du service médical des bains de mer et de l'hydrothérapie
au Tréport, etc., etc.

PARIS

PUBLIÉ PAR LA GAZETTE DES EAUX

LIBRAIRIE F. SAVY

24, RUE HAUTEFEUILLE, 24

JUIN 1868

BAINS DE MER

SUR LES

PLAGES DU NORD

Paris. — J. Claye, imprimeur, 7, rue Saint-Benoît. [800

DES

BAINS DE MER

SUR LES

PLAGES DU NORD

CONSEILS AUX BAIGNEURS

PAR

LE Dr LEMARCHAND

Médecin-directeur
du service médical des bains de mer et de l'hydrothérapie
au Tréport, etc., etc.

———❦———

PARIS

PUBLIÉ PAR LA GAZETTE DES EAUX

LIBRAIRIE F. SAVY

24, RUE HAUTEFEUILLE, 24

———

JUIN 1868

DES
BAINS DE MER.

PLAGES DU NORD

S'il est important, pour diriger une cure de bains de mer, d'être éclairé par les lumières de la thérapeutique, il ne l'est pas moins de connaître l'hygiène des bords de la mer, sans laquelle les conseils les mieux entendus n'auraient que peu ou point d'influence heureuse. Nous pouvons donc être en même temps agréable et utile aux personnes qui fréquentent les plages du Nord et celle de Tréport en particulier, en leur donnant ici quelques conseils sommaires.

Afin de procéder plus méthodiquement, nous suivrons la marche offerte par les circonstances, c'est-à-dire que nous prendrons le baigneur à son arrivée pour ne le laisser qu'à son départ.

Nous n'entrerons sous aucun rapport dans la discussion des théories plus ou moins judicieuses qu'on rencontre dans les ouvrages sur les eaux, nous n'en parlerons que pour rendre la pratique du traitement plus facile.

En effet, quel peut être l'avantage pour un malade de connaître la composition exacte de telle ou telle eau, s'il ne sait s'en servir ?

Tout, pour lui, consiste dans les règles à suivre; aussi est-ce à elles que nous nous attacherons plus particulièrement.

Nos conseils sont le résultat d'une longue pratique. Il faut en effet passer bien des saisons au bord de la mer pour saisir toutes les modifications qui compliquent la médication maritime. Après avoir séjourné dans la plupart des stations du littoral de la Manche, nous nous sommes fixé, depuis près de vingt ans, à Tréport et nous avons pu corriger, par l'expérience, des opinions et des erreurs prises dans les livres, où elles se transmettent, sans contrôle, dans une suite de générations médicales.

Les lignes qui vont suivre sont donc
destinées aux baigneurs inexpérimentés
qui viennent pour la première fois chercher la santé sur nos plages; nous serons
heureux si nous pouvons leur éviter une
partie des inconvénients qui résultent nécessairement d'une médication aussi énergique et qui malheureusement peut devenir fâcheuse si elle est abandonnée au
caprice de chacun.

1° *Recherche d'un logement.*

Tout d'abord, en arrivant au Tréport, on
doit s'occuper de chercher un logement,
tel ou tel n'étant pas indifférent sous le
rapport hygiénique. Les maisons généralement petites ne devraient contenir qu'un
nombre de locataires en rapport avec leur
étendue, mais le contraire a lieu assez
souvent; aussi lorsque plusieurs personnes
habitent la nuit une pièce trop petite, voit-
on arriver fréquemment des accidents dus
au manque d'air respirable : ce sont des
asphyxies nocturnes (incomplètes, il est
vrai), mais qui, en se répétant, déterminent
du côté des voies respiratoires des acci-

dents qui simulent l'asthme, la bronchite aiguë avec ou sans intermittence, et se reproduisent assez habituellement entre minuit et deux heures du matin. Ces symptômes, si on les abandonne à eux-mêmes, finissent par persister pendant le jour, et avec d'autant plus de ténacité, que le malade se retrouve chaque nuit dans les mêmes conditions.

Ordinairement il suffit de renouveler l'air pendant quelques minutes en ouvrant largement les fenêtres, pour faire cesser cet état. Est-il besoin d'ajouter que ces accès surviennent lorsque l'air respirable, étant vicié, ne suffit plus à l'hématose, et qu'ils se manifestent plus généralement chez de jeunes enfants ou des personnes faibles ou débilitées par des affections chroniques? Ce genre d'indisposition ne se limite pas seulement aux organes respiratoires, mais également à ceux qui sont déjà affaiblis par un état morbide plus ou moins ancien; l'état *général*, lui-même, peut être seul l'écho de semblables désordres.

Je n'ai pas besoin de dire qu'une saison de bains, passée dans des conditions semblables, ne doit être que peu favorable ;

je ne saurais trop recommander aux malades, pour leur éviter ces accidents dont
ils se refusent souvent à avouer l'origine,
d'éviter de s'entasser en nombre déraison-
nable dans leurs habitations, et de choisir
de préférence des pièces à cheminées dans
lesquelles il se fait un renouvellement d'air
constant.

Quant au quartier, il n'y a de choix que
sous le rapport de la situation plus ou
moins agréable et de la proximité plus ou
moins grande de la mer, qui, dans de certaines circonstances, peut être préférée
pour certaines maladies et évitée pour
d'autres. Dans tous les cas, Tréport est
sain, et depuis 1847, nous avons été à
même de constater que des épidémies sé-
rieuses n'avaient jamais eu depuis longtemps de prise sur ce pays, tandis que ses
voisins, Dieppe, Boulogne, etc., etc., n'é-
taient pas aussi privilégiés.

On doit en attribuer la cause, pensons-
nous, à la situation et à la conformation
de la ville d'abord, et aussi aux vents
d'ouest-nord-ouest qui règnent habituellement dans le pays et qui arrivent directe-
ment du grand Océan en suivant la direc-

tion du canal du Nord. Affranchis de tous miasmes morbides, ces vents balayent à la fois la ville dans toute sa longueur, ainsi que la vallée de la Bresle, qui, à cet endroit, a près de deux kilomètres de large.

Le choix du quartier n'est donc qu'une question de convenances ou d'agrément, soit qu'on préfère l'ancienne ou la nouvelle ville, soit qu'on choisisse le port, la retenue, la plage, etc. On pourra donc se laisser aller en toute sécurité à son désir et fermer complétement l'oreille à quelques insinuations trop intéressées pour être vraies, sur certains quartiers de la ville.

2° *Hygiène à suivre au bord de la mer.*

Au bord de la mer, l'air étant plus tonique, il est bon pour s'y acclimater d'en user avec modération : c'est dans ce but que nous conseillerons aux baigneurs de prendre, à leur arrivée, des précautions d'autant plus grandes, que les malades seront plus faibles ou plus débilités par des causes morbides.

Il n'est pas toujours prudent, dès l'arrivée, de passer plusieurs heures à contem-

pler les vagues ou à voir entrer ou sortir
les barques pendant la haute mer, surtout
si les vents sont fermes et par cela même
plus difficiles à supporter.

Il est toujours sage d'avoir un double
vêtement à se mettre sur les épaules, en
prévision des variations de température
qui peuvent avoir lieu plusieurs fois dans
la même journée. Le baigneur imprévoyant
ne tarde pas à ressentir d'une façon fâcheuse pour sa santé ces changements su-
bits, qui se traduisent chez lui, le plus
ordinairement, par des maux de gorge, des
corizas, des affections rhumatismales et
des névralgies, etc., etc.

Il faut donc s'acclimater avant de pou-
voir respirer l'air salin à pleins poumons,
et nous devons bien le dire, certains malades ne peuvent pas toujours, la première
année, se donner impunément ce plaisir ;
les enfants faibles, surtout, exigent plus de
précautions que les adultes.

Les promenades avant et après le bain
sont indispensables pour faciliter la circulation et rendre la réaction facile. Si cette
dernière est lente à se produire, il faut
l'activer à l'aide d'un vin généreux ou

d'une tasse de bouillon, de chocolat, ou de thé chauds ; mais la meilleure des réactions est celle qui est provoquée par l'exercice. Aussi, dans de certains cas, nous associons la gymnastique aux bains de mer, avant et après le bain, et nous nous en trouvons très-bien ; c'est un auxiliaire puissant et dont les jeunes gens profitent à merveille. Cependant, il est des positions dans lesquelles l'exercice actif est rendu impossible par certaines lésions, les lésions utérines par exemple, qui s'exaspèrent même par la locomotion. Mais au moins, dans ce dernier cas, il faut changer d'air et alors aller à cheval ou en voiture le plus souvent possible.

La nourriture doit être essentiellement tonique au bord de la mer. Sous ce rapport, Tréport ne laisse rien à désirer, le pain est excellent, la viande parfaite, les poissons et les coquillages sont délicieux.

Il est bon de se tenir en garde contre un appétit formidable qui se développe brusquement chez de certains baigneurs, il n'est pas raisonnable de s'y laisser aller, surtout si les forces digestives ne sont pas en harmonie avec le développement de cet appétit. Dans ce dernier cas, il faut procéder avec prudence, manger modérément, augmenter progressivement la quantité de nourriture jusqu'à l'équilibration des forces digestives, sous peine de voir survenir de l'embarras de l'estomac et du ventre, la perte d'appétit, des maux de cœur, des diarrhées, etc., etc. C'est à ces indispositions fréquentes qu'on peut attribuer l'usage des purgatifs que les médecins anglais administrent toujours aux baigneurs au commencement de la saison des bains de mer.

3º *De l'emploi du bain de mer.*

L'acclimatation une fois acquise, il faut songer aux bains : c'est maintenant qu'on doit agir rationnellement.

Beaucoup de malades viennent avec des notions incomplètes ou impossibles à suivre... Certains n'attachent que peu ou point d'importance aux lois de la thérapeutique maritime, regardant les bains de mer comme un accessoire dont on pourrait à la rigueur se passer.

D'autres, sans direction aucune, ne craignent pas d'emprunter des conseils à leurs voisins, aussi inexpérimentés mais plus osés qu'eux, et ne tardent pas à s'apercevoir à leurs dépens qu'ils se sont fourvoyés.

D'autres enfin, ce sont les plus nombreux, ne venant que pour leur plaisir, pensent que ce but suffit pour les affranchir de toute espèce de précautions et qu'il n'y a de différence entre la mer et la rivière que l'étendue ! ! !

A ce sujet, qu'il nous soit permis de raconter un petit épisode qui n'est pas sans originalité.

Un avocat distingué, mais auquel la mer était inconnue, interpellé le jour de son arrivée au Tréport sur l'impression que produisait sur lui cette masse d'eau si imposante : « Mais, mon Dieu, aucune, répondit-il, pour moi c'est un étang plus grand que les autres. » Le lendemain nous entrions ensemble dans l'eau. A peine avait-il fait quelques pas qu'une vague légère, en lui déferlant sur la tête, l'impressionne assez vivement et assez désagréablement pour lui faire perdre la tête. Il cherchait à se remettre de cet assaut imprévu, quand une seconde vague plus forte le couvre de la même manière; à la troisième, il était perdu. Nous le saisissons vigoureusement et le ramenons à terre... « Eh bien? cher monsieur, que pensez-vous de notre étang ? — Ah diable ! répondit-il, ce n'est pas ce que je croyais, aussi je me contenterai de la regarder, mais sans y toucher ! »

Le plus simple, quand on veut prendre des bains avec avantage, est de consulter le médecin auquel la mer est familière ; nous paraissons ici prêcher pour notre saint, mais nous donnons ce conseil parce que nous le croyons sérieusement utile. De cette manière on ne perd pas son temps en essais infructueux et souvent nuisibles, et si on ne peut passer qu'une saison aux bains, on n'emploie pas la moitié du séjour à réparer les fautes que l'inexpérience a pu faire commettre.

Nous avons été témoin d'un fait bien remarquable, qui prouve jusqu'à quel point l'aveuglement de certaines personnes à l'endroit de la médecine maritime peut être porté :

Pendant deux années de suite, un médecin, dont nous tairons le nom, est venu au Tréport où il a pris, malgré nos avis, des bains trop longs et deux par jour... Ils lui ont fait mal, et chaque hiver il a dû se soigner pour parer aux accidents déterminés par ces bains. De guerre lasse, il abandonne notre plage pour aller dans le Midi, où il prend les bains de la même manière. Il s'en trouve bien ; fier du succès, il écrit un livre dans lequel il préconise chaleureusement l'effet de ces derniers au préjudice de ceux du Nord ! ! ! Nous en sommes désolé pour la science balnéaire de notre confrère ; mais les eaux du Nord étant beaucoup plus actives que celles du Midi, il n'avait qu'à en user avec plus de modération ; il aurait certainement obtenu des résultats plus favorables et en moins de temps, sans adresser à nos plages des reproches imputables à son inexpérience.

4° *Application des bains.*

Le bain de mer n'est pas une panacée universelle, c'est un moyen d'une puissance extrême et qui ne doit être manié qu'avec circonspection...

Il ne faut pas oublier, avant toute chose, que ce n'est pas par sa longue durée que le bain de mer agit favorablement, mais bien par son opportunité. Ainsi, un bain d'une ou deux minutes, quoique court pour telle personne, sera beaucoup trop long pour telle autre qui ne peut supporter qu'une immersion, surtout si celle-ci est très-faible ou débilitée momentanément par une affection grave, ou bien encore d'une grande susceptibilité nerveuse. Dans ces cas et dans beaucoup d'autres, on ne saurait être trop réservé sur l'usage de l'eau de mer froide, et il convient alors de la classer parmi les médications énergiques, qu'il faut doser avec la plus grande prudence.

Quand les bains ne peuvent être tolérés au début, nous faisons suivre au malade la progression suivante : lotions fraîches ou froides suivies de frictions sèches ; un peu plus tard, douches chaudes et froides prises dans la même séance, et enfin douches froides, lorsque ces dernières peuvent être supportées. De là à la mer il n'y a qu'un pas.

5° *De l'heure du bain.*

L'heure du bain n'est pas indifférente

pour tous les baigneurs : généralement on peut se baigner à toute heure du jour, mais mieux vaut le faire le matin à jeun, surtout lorsque l'estomac est paresseux.

Si certains baigneurs digèrent leurs repas en deux ou trois heures, il en est d'autres, et en assez grand nombre, chez lesquels la digestion n'est pas terminée après cinq ou six heures. Il est bien certain que, chez ces derniers, un bain pris trop tôt amènera des troubles digestifs qui se renouvelleront chaque fois.

Nous ne voyons pas de différence bien grande en temps ordinaire entre la marée qui monte et celle qui descend ; quant à l'effet physiologique des bains, ils sont tout aussi actifs dans un moment que dans l'autre. Nous n'en dirons pas autant de la mer agitée. Il est bien évident que l'eau mise en mouvement par l'action d'un vent plus ou moins violent stimulera plus fortement la peau et accélérera la circulation à un bien plus haut degré que l'eau tranquille. Aussi ne doit-on jamais oublier que non-seulement le bain pris dans de semblables conditions devra être moitié plus court, mais encore qu'il faudra, pour le prendre, choisir le moment où la mer sera le plus près possible du rivage, afin d'éviter un contact trop prolongé avec l'air froid, soit en allant à l'eau, soit en en revenant.

Malgré les précautions prises dans ce cas là, tels que vêtements chauds surajoutés au costume de bain, l'impression subite d'un vent vif pourrait déterminer du rhumatisme sur une des parties du corps les moins bien garanties de l'impression de l'air. Cette affection, il est vrai, cède facilement à quelques douches froides, mais il est préférable de ne pas s'y exposer, quel que soit son peu de durée.

Pour les personnes faibles, très-nerveuses et surtout pour les enfants, il sera sage de ne leur faire prendre leur bain que plusieurs heures après un repas très-léger; dans ces conditions, ils supportent bien mieux l'impression du froid et de la mer. Règle générale, il ne faut jamais prendre son premier bain par un temps de pluie ou par une mer forte, sous peine de gagner quelque indisposition, telle que mal de gorge, courbature, fièvre éphémère, coriza, etc., etc.

6° *Manière de prendre le bain.*

S'il est utile de rendre la réaction facile par l'exercice après le bain, il ne l'est pas moins d'activer légèrement la circulation avant d'y entrer : une petite course, une promenade de courte durée seront toujours une bonne préparation. Il est beaucoup moins grave d'entrer dans l'eau ayant un peu chaud qu'ayant froid ; dans ce dernier cas, il y a neuf chances contre dix pour que le bain devienne nuisible.

Divers médecins ont l'habitude de prescrire aux malades faibles une série de bains chauds d'abord, tièdes ensuite, pour arriver à l'eau fraîche. Nous n'avons jamais vu cette médication remplir le but proposé, et il est facile de s'en rendre compte : le bain chaud, par son action sur la peau, y détermine un mouvement fluctionnaire qui se continue pendant toute la durée du séjour dans l'eau, cesse immédiatement après, et fait place à un second mouvement qui a lieu en sens inverse, c'est-à-dire de l'intérieur à l'extérieur.

L'action de ce second mouvement est

encore prolongée et augmentée par l'effet
de l'air froid qui agit sur toute la surface
du corps quand le malade se trouve en
plein air, exposé à une température presque
toujours plus basse que celle qu'il vient
de quitter, et aiguisée encore par les vents
de mer. Ces circonstances réunies peuvent
avoir pour effet, en facilitant les congestions internes, de faire naître des indispositions qui, sans être toujours graves, ont
l'inconvénient d'interdire encore l'accès de
la mer à ces mêmes malades auxquels elle
est si nécessaire.

Le bain froid agit tout différemment :
l'action de l'eau froide sur la peau étant
de refouler violemment les liquides de
notre économie de l'extérieur à l'intérieur,
elle congestionne instantanément les organes internes si le bain est très-court, et
plus énergiquement si le bain est plus
long.

La réaction agit en sens inverse, c'est-à-
dire de dedans en dehors, en ramenant
plus ou moins promptement les liquides
vers la peau.

Cette théorie, fondée sur l'observation,
servira à faire comprendre, d'abord, pour

quelle raison les bains froids seront supportés plus facilement par les baigneurs, et enfin que la réaction doit se faire vivement et franchement pour qu'un bain de mer froid soit salutaire.

Que l'on compare maintenant le mode d'action du bain chaud et du bain froid et l'on appréciera si, judicieusement, le premier peut servir d'introduction au second.

Les bains chauds et les bains froids constituent assurément deux indications distinctes dont on peut tirer, dans des cas différents, de grands avantages, mais l'une ne peut acheminer à l'autre.

Afin de procéder rationnellement et prudemment, on doit commencer la cure par une simple immersion, l'augmenter progressivement de plusieurs secondes pour arriver à une, deux ou trois minutes en quelques jours. Après un bain pris de cette manière, si on veut qu'il soit salutaire, on doit gagner sa cabine promptement, se frictionner fortement la peau et s'habiller aussi vite que possible, pour faire ensuite une bonne promenade sans laquelle le bain peut devenir nuisible.

Avant d'aller plus loin, nous recommandons expressément de ne pas se servir du pédiluve chaud à la suite du bain froid. Cet usage, que quelques établissements ont mis à la mode, est aussi irrationnel que dangereux. Dans de certains cas, chez les femmes surtout, il limite la réaction aux pieds, par la congestion qu'elle y détermine passagèrement, il prédispose aux congestions des grands organes, gêne ou interrompt même complétement le mouvement d'expansion de dedans en dehors, sans lequel la réaction ne peut s'effectuer.

Pour enlever le sable qui reste aux pieds et qui devient gênant, on doit prendre de l'eau à la mer, qui ne sera ni plus chaude ni plus froide que celle du bain ; on peut sans inconvénient en remplir un petit baquet et s'y plonger un instant les pieds [1].

7° *Nombre des bains.*

Il est impossible de limiter d'avance le nombre des bains, car il est relatif à la constitution des sujets et au genre d'affection dont ils sont atteints. Aux uns une saison de 25 bains suffit, aux autres 40 ou 50

1. Voir une note à la fin de la brochure.

ou même davantage sont indiqués. Pour ces derniers il est utile de couper chaque saison en deux ou trois parties, séparées par huit ou dix jours de repos.

Certaines personnes, pour gagner du temps, prennent deux ou trois bains par jour : ce système ne réussit qu'à amener des malades au médecin. Mais ce qui peut se faire avec avantage, c'est de prendre une douche et un bain chaque jour, ces deux moyens, séparés par 4 ou 5 heures d'intervalle, s'entr'aident admirablement.

Il n'est pas indifférent de prendre son bain de telle ou telle manière ; une jeune fille, un jeune homme peuvent marcher dans l'eau, y danser même sans nul inconvénient, tandis qu'une femme qui a eu des enfants et qui a éprouvé divers accidents vers l'utérus, ne doit pas en agir ainsi ; il est même plus sage que son baigneur lui fasse faire la planche. On doit lui défendre sous aucun prétexte la marche dans l'eau, parce que les efforts qu'exige le déplacement du liquide peuvent avoir des effets fâcheux sur l'utérus et ses annexes. Combien avons-nous vu de femmes venir à la mer pour achever leur guérison, et y prendre sinon une maladie de matrice, au moins quelques douleurs ou déplacements difficiles à faire disparaître promptement!

Indépendamment des craintes que nous venons de signaler et qui exigent toujours, pour les femmes, des précautions et un appui, nous ne les engagerons jamais à se passer du secours d'un guide baigneur. Notre plage est parfaitement sûre, mais souvent elles ont trop de confiance en leurs forces; elles s'exposent trop facilement et abusent presque toujours de la durée du bain.

Ce que nous venons de dire des femmes peut s'appliquer avec avantage à certains hommes et aux enfants.

8° *Du bain chez les enfants.*

Le bain de mer chez les enfants exige une foule de précautions sans lesquelles, dans certains cas, de salutaire il peut devenir nuisible. Généralement il ne faut employer cette médication pour eux que lorsqu'ils ont atteint l'âge de six à sept ans, c'est-à-dire après le commencement de la seconde dentition ; mieux vaut encore après son accomplissement.

L'air de la mer est presque toujours suffisamment tonique et excitant pour reconstituer leur santé. Ce que nous avançons est tellement vrai, qu'au bout de deux ou trois semaines de leur séjour à la mer, ils deviennent insupportables, taquins et turbulents, au grand désespoir des parents qui viennent s'enquérir auprès du médecin de la cause d'un tel changement.

Si l'air de la mer seul suffit à déterminer une pareille surexcitation, il ne faut pas ajouter à cette cause déjà si énergique l'effet du bain. Ceci est une thèse générale ; mais quand le bain est spécialement indiqué, on doit y procéder avec les plus grands ménagements.

Autant que possible on ne doit pas mettre l'enfant à l'eau contre son gré ; car un bain donné comme la question est appliquée à un patient ne peut avoir que des effets fâcheux ; un enfant terrifié par la mer et plongé brutalement dans son milieu, malgré ses cris et sa vive résistance, éprouvera une perturbation complète dans le système nerveux et ne tirera aucun bien de bains pris dans de pareilles conditions.

Il faut procéder avec douceur, faire jouer l'enfant sur le sable, lui faire toucher l'eau avec les pieds et les mains, lui faire voir des enfants qui se baignent tranquillement, l'y ameher, enfin à la longue en plusieurs jours, par la persuasion, mais jamais par la violence.

On commence alors par une simple immersion, à la suite de laquelle on le sort tout à fait de l'eau, afin, de lui donner le temps de se remettre du spasme qui s'empare, à un plus ou moins haut degré, de tout baigneur non aguerri ; puis on y revient le lendemain si l'enfant ne montre pas trop de répugnance, autrement on laisserait passer un jour ou deux avant de renouveler l'épreuve.

Les bains devront toujours être très-courts, de quelques secondes seulement, et ne pas être administrés tous les jours, à moins qu'on n'ait affaire à des constitutions mâles ou essentiellement lymphatiques et par conséquent peu impressionnables. Pour aider la réaction qu'il faut obtenir immédiatement, on fera prendre au sujet, dès sa sortie de l'eau, soit du vin de Malaga, soit du bouillon ou tout autre boisson alimentaire chaude, sans omettre une friction vigoureuse sur la surface du corps; puis enfin on terminera par une bonne promenade faite vivement, afin de compléter la réaction.

9° *Abus du bain de mer*:

Si nous avons limité la durée du bain de mer à quelques minutes pour les adultes, ce n'est pas arbitrairement, mais bien par suite d'une expérience de vingt ans. Nous avons vu tant de baigneurs venir chercher la santé et partir plus malades, nous avons vu, à la suite d'imprudences, tant de jeunes gens remporter des fièvres typhoïdes, et des femmes des accidents utérins, que nous sommes on ne peut plus réservé sur leur durée très-limitée. Il ne faut donc jamais oublier que le bain de mer n'agit favorablement qu'à la condition expresse d'être très-court. Nous citerons pour exemple la fille d'un de nos célèbres chirurgiens de Paris.

Cette jeune femme entrait dans la mer;

après la sensation de froid éprouvée, elle se réchauffait parfaitement dans l'eau et attendait pour en sortir le second frisson indiqué par l'école allemande comme limite de la durée du bain. Alors elle se retirait, s'habillait promptement, faisait une bonne course qui la réchauffait parfaitement et déjeunait ensuite d'un très-bon appétit. Deux heures après son repas, elle était prise d'un frisson léger qui se terminait par une courte syncope, après laquelle elle recouvrait son état parfait de santé. Nous lui fîmes comprendre que son bain était beaucoup trop long, et surtout qu'elle avait tort d'attendre pour en sortir ce second frisson qui, bien certainement, était au-dessus de ses forces et rendait la réaction difficile. Dès qu'elle eut limité le bain à la première réaction, les accidents auxquels elle était en proie cessèrent immédiatement. Notre conseil fit merveille !...

Une dame de Genève nous fut envoyée, il y a plusieurs années, sur la recommandation de Rillet et Lombard, médecins très-distingués et enlevés malheureusement à la science. Cette dame, jeune, grande, mince et blonde, d'un tempérament lymphatique et nerveux, ayant été deux fois mère, venait à Tréport pour rappeler ses forces perdues! Des bains de trois minutes déterminèrent des accidents nerveux; limités à deux minutes, ils ne furent pas mieux supportés; et enfin, réduits à trente secondes ils réussirent admirablement.

Que doit-on exiger?... une action vive avec une réaction prompte!...

Tout porte à croire que la peau, sous l'impression de l'eau froide, resserre ses pores et rend ainsi toute absorption impossible. Quelle est alors la nécessité de rester longtemps sous l'influence du froid?... L'unique résultat est de rendre la réaction plus difficile. Nous ne saurions trop le répéter, toute l'efficacité du bain consiste dans sa réaction plus ou moins franche.

10° Différentes applications de l'eau de mer.

L'eau de mer peut être administrée avec avantage de plusieurs manières : à l'intérieur et à l'extérieur, en affusions et en lotions chaudes ou froides, en douches descendantes et ascendantes, en injections, en lavements, etc., etc., et quelquefois même sous la forme de bains de sables artificiels sur nos côtes; puis enfin sous celle de bains chauds.

Il serait trop long de décrire chacune des indications qui sont complétement du domaine de la thérapeutique et qui exigent des connaissances spéciales de la part du lecteur; mieux vaut que le malade s'en réfère à l'homme de l'art pour savoir quel choix il doit faire de ces différentes applications du traitement.

11° *A quelle époque peut-on prendre les bains de mer?*

Nous avons fait baigner pendant toutes les saisons et nous en avons retiré d'immenses avantages. Pendant l'hiver, au mois de décembre, le thermomètre marquant 6 degrés au-dessous de zéro, j'ai guéri ma fille d'une affection rhumatoïde générale, à laquelle elle était en proie depuis six semaines; je lui ai fait prendre dix bains de mer de quinze

secondes, et l'affection a cédé complète-
ment.

Nous avons fait baigner pendant le mois
de janvier un officier de voltigeurs, atteint
depuis plusieurs années d'une spermator-
rhée qui avait résisté aux traitements les
plus rationnels, et nous l'avons guéri après
trente bains.

Il est évident qu'on peut baigner certains malades pendant toutes les saisons;
mais cette pratique compte beaucoup d'ex-
ceptions.

L'époque qui convient à la généralité
des baigneurs s'étend depuis le 1ᵉʳ avril
jusqu'à la fin d'octobre.

12° A quels signes peut-on reconnaître la
tolérance des bains de mer ?

Certains médecins ont dit que le plus
grand nombre des baigneurs éprouvent,
après les premiers bains, un certain degré
de lassitude générale, d'accablement du
corps et de la pensée, de paresse à marcher ou d'engourdissement et de somno-
lence au milieu du jour, surtout après le
repas; que pendant la nuit leur sommeil

est plus profond, plus lourd ou même plus
agité que de coutume!... et enfin que,
malgré cette pratique, on voit le plus souvent, après une série de quelques bains,
leur teint se vasculariser, et les phénomènes de collapsus nerveux disparaître
pour faire place à des phénomènes con-
traires de l'état physique et moral.

Ce tableau fidèle nous donne complète-
ment raison à l'endroit de la durée des
bains; si au lieu de minutes les médecins
dont nous parlons avaient commencé par
des secondes, ils auraient évité à leurs
malades tous ces symptômes, qui, sans
être dangereux, ne cessent pas de les in-
quiéter et d'exiger assez souvent des soins
médicaux.

Le bain de durée convenable et agissant
favorablement ne doit faire sentir ses
effets immédiats par aucun symptôme ap-
préciable.

Nous allons citer un exemple à l'appui.
Un intendant militaire, ayant été renvoyé
d'Algérie pour guérir des fièvres intermit-
tentes qui l'avaient épuisé, et auxquelles il
était en proie depuis plus de deux ans, vient
au Tréport et prend des bains sans autre

direction que sa propre volonté. Il commence par des bains d'un quart d'heure qui font merveille; après le quatrième le malade se sent revivre; encouragé par son succès, il augmente la durée de son séjour dans l'eau; mais après huit jours de cette progression il éprouve de la fatigue, devient irascible, perd l'appétit et le sommeil, voit disparaître les forces qu'il avait récupérées. Désespéré enfin, il vient nous faire part de sa position... La réduction des bains à plusieurs minutes réussit complétement, et il peut quitter Tréport après cinq semaines de ce traitement pour regagner Abbeville, son pays.

13° *Dans quels cas les bains de mer sont-ils applicables ?*

Si nous voulions décrire toutes les maladies dans lesquelles les bains de mer pourraient être employés avantageusement, ce serait entrer dans le domaine de la pratique, à laquelle les gens du monde doivent rester nécessairement étrangers; mais qu'il suffise au lecteur de savoir que le bain de mer est éminemment reconstituant, et qu'avec son aide on tonifie également l'état général et on modifie favorablement les symptômes particuliers qui en dépendent. On s'expliquera ainsi son influence également heureuse dans l'aménorrhée et la métrorrhagie, deux affections dont les symptômes semblent complétement opposés.

L'influence heureuse et reconstitutrice des eaux de mer à la suite de l'emploi des eaux thermales est encore un fait notoire; chaque année nous voyons sur nos côtes un bon nombre de malades venir chercher des forces laissées à Ems, à Vichy, à Plombières, etc.

14° *De certains effets produits par l'eau de mer.*

Souvent il arrive que la mer détermine des poussées sur tel ou tel organe, elles peuvent être l'expression de deux états bien distincts. Tantôt elles sont la manifestation de l'effet curatif des eaux, d'autres fois elles en traduisent l'intolérance.

Le plus souvent elles se manifestent sur la peau sous forme d'érythème plus ou

moins violent, et quelquefois aussi sur
les membranes muqueuses !...

Il n'est pas rare de voir les maladies de
la peau, traitées par l'eau salée, s'exaspé-
rer d'abord sous l'influence d'un certain
nombre de bains ; ce n'est dans ce cas
qu'une manifestation favorable qui dimi-
nue bientôt pour disparaître avec la guérison.

Si, au contraire, ces sortes d'érythèmes
sont dus à l'intolérance maritime, il y
aurait imprudence à continuer les bains
salés, le médecin seul peut être juge.

15° *Du bain de mer chaud.*

Dans plusieurs circonstances, les bains
froids ne pouvant être supportés, on peut
avoir recours avec avantage aux bains
chauds ; mais cette médication ne saurait
être abandonnée au caprice des malades
sans déterminer des accidents regret-
tables.

Un bain de mer chaud ne doit pas, à
moins de raisons particulières, dépasser
de 20 à 30 minutes pour un adulte, si on
le prend comme tonique, et encore ne

faut-il arriver à cette durée que progressivement et en commençant par 8 à 10 minutes seulement. Le bain chaud, agissant en sens inverse du bain froid, prépare, par sa température élevée, la peau à l'absorption, et chacun sait que par sa durée plus ou moins longue le même bain peut être reconstituant ou débilitant.

Nous avons vu, il y a deux ans, un médecin, homme de science, qui, sous l'influence d'un bain chaud d'une heure, fut pris, quelques instants après sa sortie de l'eau, d'une diarrhée abondante qui se renouvela le lendemain après un second bain de la même durée : il fut obligé d'en discontinuer l'emploi.

Chez les jeunes enfants, non irritables, les bains chauds réussissent très-bien lorsqu'ils sont pris avec discrétion et à une durée de 5 à 10 minutes ; il nous arrive souvent de les faire mitiger avec une infusion de tilleul ou avec de la gélatine. Ordinairement deux ou trois bains suffisent par semaine aux enfants nerveux.

16° *Eau de mer à l'intérieur.*

L'eau de mer est un des plus puissants

toniques que nous possédions. Administrée à l'intérieur, à la dose de quelques cuillerées à bouche tous les jours avant le repas, elle est essentiellement reconstituante; comme fondant, on en retire aussi d'excellents effets, dans différents engorgements lymphatiques tenaces; dans ce cas, la dose doit être portée à plusieurs verres par jour. Comme purgatif simple, nous y avons à peu près renoncé à cause de son infidélité; mais en injections rectales, elle rend de grands services : elle tonifie l'intestin et le débarrasse de la présence de ces petits ascarides blancs qui déterminent des démangeaisons si insupportables, surtout aux enfants. Quelques médecins l'emploient en injections vaginales; mais elle ne nous a jamais réussi sous cette forme, et nous avons dû l'abandonner.

17° *De la stérilité.*

La stérilité amène un grand nombre de jeunes femmes qui, poussées par le désir bien naturel de voir cesser cette cause si décevante de leur bonheur, viennent demander à la mer, comme faveur ultime, un concours qu'elle ne leur accorde pas toujours.

Les causes de la stérilité, il faut bien l'avouer, sont obscures, par cela difficiles à saisir et presque toujours mixtes. Peut-on affirmer aussi qu'elles dépendent exclusivement de la femme? Dans cette hypothèse, que peut produire d'heureux la mer?...

Dans la stérilité comme dans beaucoup d'autres affections, il faut envisager l'eau salée comme un puissant tonique qui peut, en modifiant favorablement les organes de la reproduction, leur rendre l'équilibre indispensable ou la force dont ils manquent, et souvent l'un et l'autre.

18° *De l'hydrothérapie maritime.*

L'hydrothérapie au bord de la mer est chose trop compliquée pour qu'on puisse en indiquer ici l'usage, même d'une manière sommaire; chaque malade exige en quelque sorte un traitement spécial. Les douches, les affusions ne se ressemblent que par le liquide qui les constitue. Aussi n'entreprendrons-nous pas de guider les baigneurs dans ce dédale si compliqué. Qu'il leur suffise de savoir qu'aucune médication n'est plus énergique, et ne donne, quand elle est bien dirigée, de meilleurs résultats; mais aussi, qu'abandonnée à la volonté capricieuse des malades, elle peut déterminer les accidents les plus graves. Voici un exemple à l'appui : Pauline Letraitre, si connue à Tréport, a été envoyée par nous, il y a cinq ou six ans, dans un grand établissement hydrothérapique pour y prendre des douches en pluie et en jet.

Malgré nos conseils écrits, enivré par l'état satisfaisant de la malade, on la fit mettre dans la piscine pendant quelques secondes seulement; elle faillit en mourir et perdit, en un instant, les bienfaits d'un traitement qui avait parfaitement réussi.

CONCLUSIONS.

Voilà, en abrégé, les quelques conseils indispensables qui peuvent être suivis avec fruit par les malades qui viennent chercher la santé sur nos plages; mais nous ne terminerons pas ce petit travail sans adresser quelques recommandations aux baigneurs.

Il est rare qu'une saison de bains, fût-elle de deux ou trois mois, soit suffisante, à moins qu'il ne s'agisse d'une indisposition passagère, de fatigues déterminées par des causes récentes, etc., etc.; dans ce cas, il peut suffire d'une saison ou de deux. Mais si, affaibli par des causes morbides longues et persistantes, qui ont ébranlé violemment la constitution, on demande guérison à nos eaux, on ne l'obtiendra définitive qu'en venant plusieurs années de suite. Que peuvent, en effet, une ou deux saisons des eaux de mer sur un état morbide acquis depuis des années ou héréditaire ? C'est dans ce cas qu'il ne faut pas oublier cet adage : Le mal vient vite, mais s'en va lentement.

Généralement, quand nos malades quittent Tréport[1], nous leur recommandons de faire chaque matin, au sortir du lit, des lotions froides sur tout le corps pendant une minute seulement, suivies de frictions sèches avec un gant de crin. Cette

---

[1]. Nos conseils intéressent aussi bien nos malades que tous ceux qui viennent cherchér la santé sur les plages du Nord.

pratique, qui n'exige pas plus de six à huit minutes, a la plus heureuse influence sur leur état et leur permet de conserver presque toujours pendant l'hiver l'avantage qu'ils ont rétiré de leur séjour à la mer.

Si le lectéur a bien voulu suivre avec intérêt ces quelques pages, nuos pensons qu'il, n'aura pas pérdu tout à fait son temps ; ce qui nous récompensera de l'emploi que nous aurons fait du nôtre en causant avec lui.

En publiant ce travail, la *Gazette des Eaux* a ajouté à nos observations sur l'usage du pédiluve chaud la note suivante que nous croyons intéressant de reproduire :

« Le bain de pieds chaud après le bain de mer est une des pratiques les plus énergiquement réprouvées parmi quelques autres pratiques inintelligentes maintenues auprès de nos stations de la Manche par l'ignorance, l'entêtement ou l'intérêt matériel. Le bain de pieds chaud est un moyen nuisible, dangereux ; il peut amener des accidents graves. Il a été vivement blâmé par la Société d'hydrologie de Paris dans une discussion intéressante, et nous ne doutons pas que ce jugement ne soit confirmé par le prochain congrès d'hygiène maritime du Havre. Nous avons instamment demandé que ces diverses traditions empiriques observées à Dieppe, à Étretat, au Tréport, à Boulogne, et qu'il importe de faire disparaître, y soient sévèrement dénoncées. »

Paris. — J. Claye, imprimeur, rue Saint-Benoît, 7.